DEDICADO A MIS HIJOS SHAWN Y BRIAN, YA QUE
FUERON MIS MEJORES MAESTROS. A MI ESPOSO
MIGUEL, POR APOYAR MI MATERNIDAD Y LACTANCIA AL
MÁXIMO. Y A TODAS ESAS MADRES QUE DE UNA
FORMA U OTRA COMPARTIMOS Y APRENDIMOS LAS
UNAS DE LAS OTRAS. ¡GRACIAS POR PERMITIRME SER
PARTE DE SUS VIDAS!

Tabla de Contenido

Tema	Página
Introducción	5
¿Por qué ocurre la mala barriga?	7
¿Se puede prevenir la mala barriga?	11
Preguntas frecuentes a cerca de la mala barriga	13
La hipersalivación durante el embarazo	15
Hiperémesis grávida (mala barriga extrema)	19
Cosas que pueden empeorar la mala barriga	21
Orejitas para controlar los vómitos en el embarazo	23
Remedios naturales para aliviar la mala barriga	25
Poses de yoga para la mala barriga	27
Medicamentos para la mala barriga	31
Sobreviviendo la mala barriga cuando tenemos que cocinar	33
Referencias	35

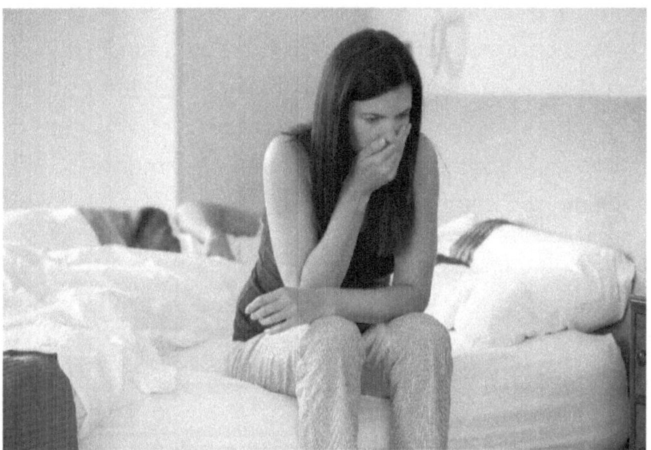

¿Estas embarazada y te sientes como si estuvieses pasando un virus estomacal bien malo o como si te hubieses envenenado con algún alimento? Si la respuesta es que sí, entonces es muy probable que estés sufriendo de lo que llamamos comúnmente "mala barriga", que es el sufrir nauseas y/o vómitos durante las primeras semanas (o quizás todo) el embarazo. Si este es tu caso, recuerda que no estás sola. Son muchas las mujeres que hemos sufrido (me añado) o están sufriendo de la "mala barriga". Para algunas, estas molestias son los primeros síntomas que indican que están embarazadas.

Los síntomas de la "mala barriga" varían entre madre a madre. Para algunas, estas solo sienten un poco de nauseas en la mañana, mientras otras sienten náuseas y vómitos durante todo el día; a algunas las náuseas y los vómitos solo le duran las primeras semanas, mientras que a otras le duran todo el embarazo.

La mayoría de las embarazadas comienzan a sentir las náuseas entre la cuarta y sexta semana de embarazo, durante el primer trimestre; y ya para la mayoría, los síntomas de "mala barriga"

5

disminuyen ya entre la semana 12 y 18 de embarazo. Sin embargo, hay casos donde los síntomas se extienden por par de semanas más, o peor aún, durante todo el embarazo. En el peor de los casos se encuentra la "mala barriga" severa, que se conoce como hiperémesis grávida. En este caso, los vómitos persisten atraves de todo el día, haciendo prácticamente imposible el comer o ingerir líquidos.

Y mientras que algunas las molestias de la mala barriga se le van con tan solo comer unas galletas de soda, o con un bombón de menta, para otras la mala barriga las hace sentirse miserables, y hasta puede afectar su vida diaria, como también su salud. Hay mujeres que han tenido que descontinuar el trabajo o los estudios por la "mala barriga". Otras vomitan todo lo que ingieren, y hasta pierden peso o se deshidratan.

Habiéndome identificado con muchas de ustedes que han sufrido o sufren de "mala barriga", he recopilado en este manual muchas de las recomendaciones que les han funcionado a muchas madres que también han pasado por esta odisea.

¿Por qué ocurre la "mala barriga"?

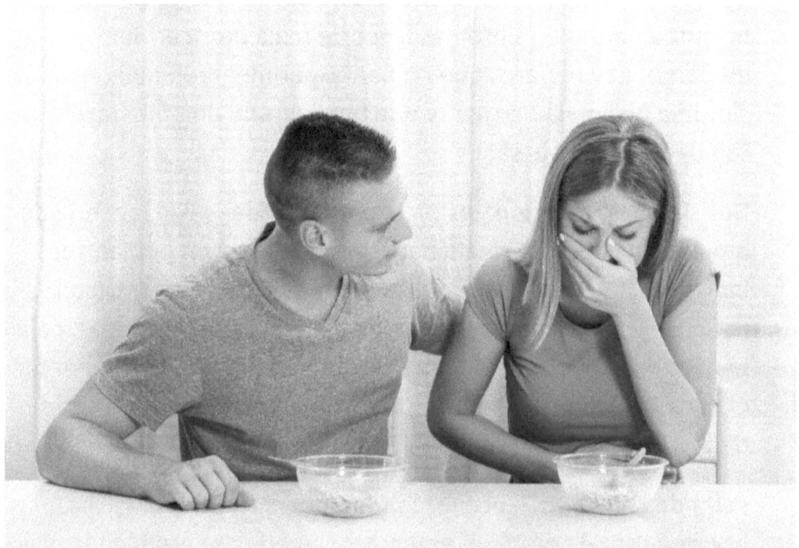

Aun cuando es una molestia común de muchas embarazadas, todavía no se conoce con exactitud las causas para la "mala barriga" (náuseas y vómitos en el embarazo), ni para la hiperémesis grávida (o "mala barriga" severa). Entre las razones que dan para posibles causas están:

Hormona GCH (gonadotropina coriónica humana)—muchos piensan que la causa es los niveles de la hormona de embarazo GCH la que causa las náuseas y los vómitos durante las primeras semanas de embarazo. Se piensa que la hormona GCH hace que el proceso de digestión de alimentos sea más lento, resultando en acidez, indigestión y reflujo; lo cual a su vez pude causar las náuseas y los vómitos.

Hormonas de estrógeno y progesterona—estas hormonas pueden agudizar los sentidos de olfato, lo que puede causar que los olores causen náuseas y vómitos.

Señal de un embarazo saludable—algunos han notado que cuando hay perdidas de embarazos, usualmente estas mujeres no sufrían o tenían síntomas leves de mala barriga. Sin embargo, hay mujeres que no han experimentado ningún síntoma de "mala barriga" y que han logrado un embarazo saludable, y viceversa.

Deficiencias nutricionales en la embarazada—está la teoría de que los síntomas de "mala barriga" no existen en poblaciones indígenas, lo cual sugiere que la alimentación moderna (con deficiencias nutricionales) pueden ser responsables de la "mala barriga"; y que por esto, muchas ven mejoría cuando aumentan el consumo con suplementos de magnesio o vitamina B6 en sus dietas.

Falta de colesterol—el cuerpo requiere colesterol para crear las hormonas que apoyan el embarazo, como para producir la bilis, que nos ayuda a digerir las grasas. Se teoriza que si la madre tiene el colesterol bajo, el cuerpo utiliza el colesterol para crear las hormonas estrógeno y progesterona, y no queda suficiente estrógeno para crear la bilis, no digiriéndose bien las grasas y causando las náuseas.

Estrés—el estrés puede agravar la "mala barriga".

Dieta alta en grasa—el sistema digestivo durante el embarazo se le dificulta digerir los alimentos altos en grasa, resultando en náuseas y vómitos.

Deficiencia de magnesio—la deficiencia de magnesio es común hoy en día, ya que la mayoría de nosotras ingerimos agua filtrada, y la mayoría de los alimentos que consumimos son vienen de monocultivos; así que no recibimos los minerales suficientes como cuando el agua viene directamente de cuerpos acuíferos, donde esta es rica en minerales; o como cuando los alimentos vienen de policultivos, en suelos ricos en nutrientes.

El magnesio ayuda a controlar los niveles de cortisol, lo cual ayuda a controlar la azúcar en la sangre. Si hay bajones estreñidos de azúcar, de ahí surgen las náuseas.

Infección con la bacteria Helicobacter pylori o H-pylori en el estómago— el H. pylori es una bacteria que vive en el estómago de la mitad de la población. Un estudio científico demostró que un 100% de las mujeres que sufrían hiperémesis grávida ("mala barriga" severa) salieron positivo a la bacteria. Y mientras que si el H. pylori se mantiene controlado (como la cándida) no causa ningún problema adverso, el cambio hormonal del embarazo, como también el consumir ciertos alimentos (como las carnes rojas y los carbohidratos simples), pueden causar que se salga de control, causando náuseas y vómitos.

Cuerpo lúteo en el ovario derecho—estudios con ultrasonido han demostrado que si el cuerpo lúteo (estructura glandular de donde se desprendió el ovulo) se encuentra en el ovario derecho, hay una concentración mayor de esteroides sexuales.

Genética—se ha encontrado que en las embarazadas con "mala barriga", un 28% de estas, sus madres también sufrieron de "mala barriga", y en un 19% de estas, sus hermanas padecieron de "mala barriga".

Embarazo luego de los 30 años

Embarazo molar (cuando el embarazo no es un embrión en desarrollo)

Embarazo múltiple—la placenta es o más grande, o hay más de una placenta, aumentando así los niveles de estrógeno, progesterona y de la hormona GCH (gonadotropina coriónica humana), lo cual lleva a náuseas y vómitos excesivos y severos.

Hipertiroidismo o hipotiroidismo—las embarazadas con hipertiroidismo suelen tener niveles anormales de electrolitos, y mayor nivel de las enzimas del hígado, causando hiperémesis grávida. Estudios científicos han demostrado que la glándula de la tiroides se activa temprano en el embarazo, posiblemente por la hormona GCH (gonadotropina coriónica humana), causando la mala barriga.

Condiciones como alta presión migrañas, o diabetes gestacional

Sobrepeso

Embarazo de niña

NOTA: Existen muchas teorías de porque algunas mujeres experimentan la "mala barriga" y otras no. En esta lista podemos ver muchas teorías, algunas que hacen sentido y otras que no. Sin embargo, estas mismas teorías nos pueden ayudar a entender y prevenir los síntomas de "mala barriga".

¿Se puede prevenir la "mala barriga"?

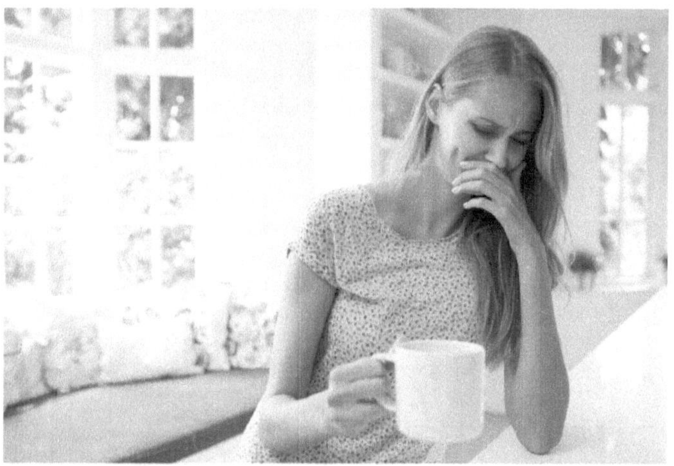

Muchas mujeres que sufrieron de los síntomas de "mala barriga" en embarazos anteriores, aseguran que sí se puede prevenir la "mala barriga" siguiendo ciertas recomendaciones, como por ejemplo, siguiendo un plan de nutrición prenatal apropiado, o tomando los suplementos prenatales tres a seis meses antes de buscar un embarazo.

Algunos recomiendan seguir una dieta rica en grasas, y en vitaminas solubles en grasa, como también en minerales esenciales (recuerden el magnesio y la vitamina B6) entre 3 a 6 meses antes de embarazarse.

<u>**Entre los alimentos que se recomiendan dentro de esta dieta están:**</u>

- ❖ Leche entera (al menos 4 tazas)

- ❖ Mantequilla (no margarina)

- ❖ Huevos (al menos 2 al día)

- ❖ Aceite de coco

- ❖ Hígado (una o dos veces por semana)

- ❖ Mariscos (dos a 4 veces por semana)

- ❖ Aceite de hígado de bacalao

- ❖ Carne de res con la grasa

- ❖ Caldo de res

- ❖ Vegetales y frutas frescas (preferiblemente orgánicas)

Sin embargo, la mayoría de ustedes ya se encuentran embarazadas y con síntomas de "mala barriga" (que fue la razón principal para adquirir este manual de remedios), y el saber que se podía prevenir estos síntomas solo nos hace sentir peor aún. ¡Lo bueno es que sí hay remedios que nos pueden ayudar con la "mala barriga"!

NOTA: Algunas mencionan que el consumir cardo de leche (*milk thistle*) antes de quedar embarazadas, ayuda a detoxificar el hígado de las hormonas y toxinas en exceso, ayudando así a prevenir los síntomas de "mala barriga". La dosis recomendada es 2 tabletas cada 12 horas previo al embarazo; tres tabletas cada 12 horas una vez se sabe que se está embarazada (capsulas de 150 mg).

Preguntas frecuentes acerca de la "mala barriga"

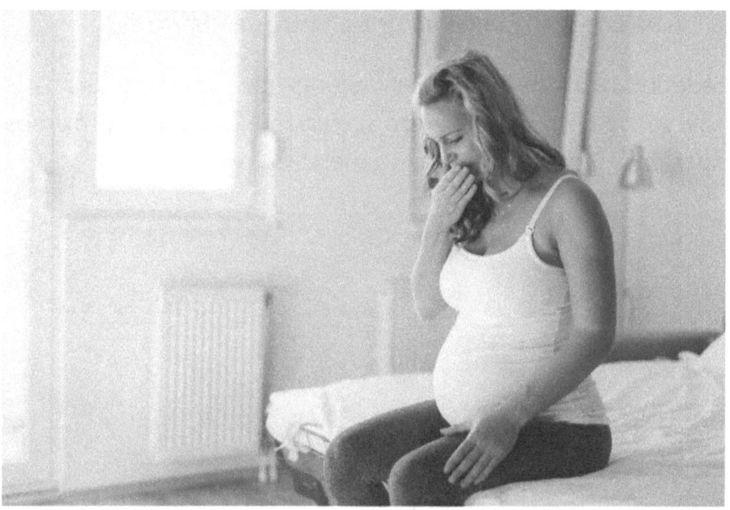

¿La "mala barriga" solo ocurre en las mañanas?

La "mala barriga" puede ocurrir en cualquier hora del día.

¿Puede los vómitos ocasionados por la "mala barriga" afectar a mi bebé por nacer?

La "mala barriga" no suele afectar la salud del bebé por nacer; pero sí puede afectar la ganancia de peso de la madre (por no ingerir suficientes alimentos y fluidos debido a las náuseas y vómitos) lo que podría afectar el peso del infante al nacer. La embarazada también puede afectarse con problemas con el hígado, la tiroides y causar deshidratación.

¿La "mala barriga" puede ocurrir en otros embarazos?

Alrededor de un 75-85% de las mujeres que experimentaron "mala barriga" en un embarazo suelen repetirla en los próximos embarazos. Esto se asocia a la genética.

La hipersalivación durante el embarazo

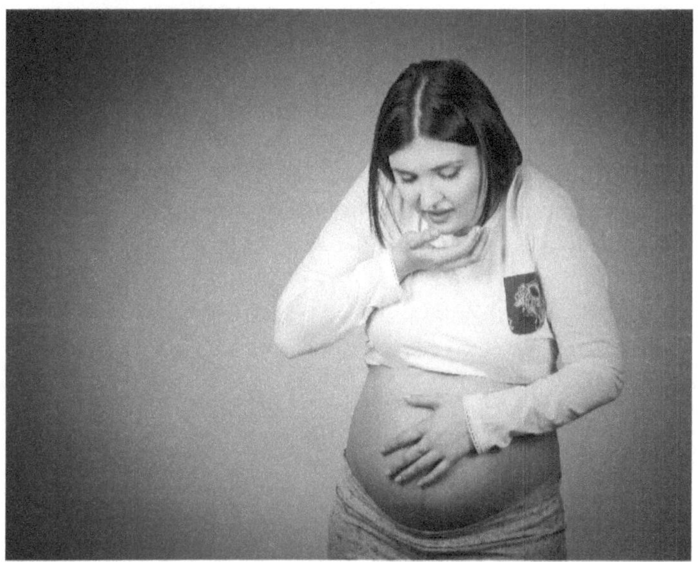

Si no solo es malo las náuseas y los vómitos, a esto le añadimos
la hipersalivación, que se conoce en términos médicos como
ptialismo o sialorrea. Este le ocurre alrededor de un 2.4% de las
embarazadas y está asociado con la "mala barriga".
Usualmente esta hipersalivación se va con la "mala barriga",
alrededor de la semana 12 y 14 de embarazo. Para que
tengamos idea, una persona regular saliva unos 550 mL de
saliva al día; pero con la hipersalivación, se saliva unos 1,900 mL
al día.

Al igual que la "mala barriga", no se conoce con exactitud la causa de la hipersalivación. Se piensa que puede ser resultado de condiciones tales como:

* Cambios hormonales durante el embarazo

* Mala barriga severa o hiperémesis grávida (ya que, debido a las náuseas, la persona traga menos, haciendo que se acumule saliva en la boca)

* Acidez (hace que las glándulas salivares produzcan más saliva (que es alcalina) para reducir y neutralizar los ácidos estomacales

* Infección oral (caries o infección)

Cómo manejar la hipersalivación durante el embarazo

❖ Evitar consumir alimentos que son altos en carbohidratos y almidón

❖ Visitar al dentista para descartar y/o tratar problemas orales

❖ Consumir pequeñas meriendas durante el día

❖ Lavarse los dientes frecuentes y usar enjuague bucal varias veces durante el día (suele ayudar a la hipersalivación)

❖ Mantenerse hidratada

❖ Goma de mascar

❖ Succionar hielo

❖ Succionar un limón

❖ Ingerir frutas o vegetales crujientes (como la manzana o las zanahorias)

❖ Escupir la saliva en exceso

❖ Comer galletas secas (galletas de soda)

❖ Utilizar homeopatía (con consentimiento médico)

Hiperémesis grávida ("mala barriga" extrema)

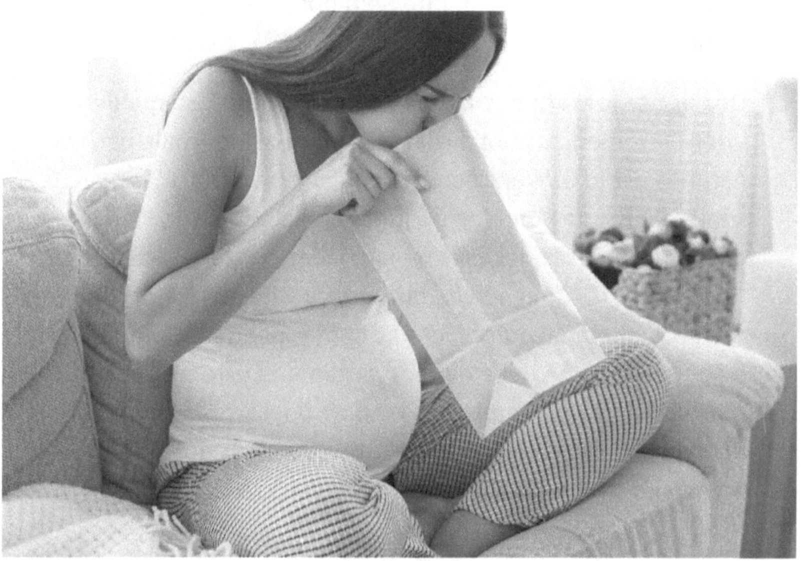

Si el sufrir de "mala barriga" es malo de por si cuando ocurre
quizás solo en las mañanas, con un poco de náuseas y vomito
ocasional; es mucho peor cuando esta ocurre durante todo el
día, haciendo imposible comer o mantener los alimentos en el
estómago. Una vez llega al extremo de vomitar más de tres
veces al día, de deshidratarse, perder (5-20 libras o 2.2-9 kilos) o
no ganar suficiente peso, ya se considera hiperémesis grávida.
Esta ocurre a un 1-1.5% de las embarazadas (la "mala barriga"
ocurre alrededor de un 80% de las embarazadas).

En estos casos el primer paso es hidratar a la madre. En casos
bien severos es necesario admitir a la madre al hospital para
que esta reciba fluidos intravenosos. Ya en estos casos la
embarazada sufre de deficiencias electrolitos (bajos minerales
como potasio, magnesio y calcio) como de vitamina B1
(tiamina). Estas deficiencias ocurren ya que, al no poder
mantenerse los alimentos por mucho tiempo en el estómago,
no se absorben estos nutrientes. El segundo paso es prescribir

medicamentos contra las náuseas y vómitos, de forma que los alimentos y bebidas se mantengan por más tiempo en el estómago.

Una vez se logra controlar los vómitos severos, se pueden intentar remedios para aliviar los síntomas de "mala barriga". Algunos estudios científicos han encontrado que el tomar suplementos de vitamina B6 junto con Unisom (doxilamina) a diario reducen las náuseas relacionadas con la "mala barriga". También se recomienda ingerir menta y jengibre en todo tipo de forma (bebida, dulces, etc.) y comer pequeñas meriendas a través del día. Se debe evitar mantener el estómago vacío o muy lleno, ya que ambas cosas contribuyen a las náuseas. También se deben evitar alimentos o bebidas que irriten el estómago, como los alimentos picantes, o la cafeína.

Cosas que pueden empeorar la "mala barriga"

Aunque la "mala barriga" le ocurre a un 80% de las embarazadas durante el primer trimestre, muchas lo que sufren es de un poco de náuseas y un vomito ocasional en las mañanas. Sin embargo, si la embarazada se siente que cada día es peor, y no puede manejar los síntomas, es muy probable que se estén tomando algunos pasos que empeoren la mala barriga.

No comer suficiente—cuando sufrimos de náuseas, lo menos que queremos hacer es comer. Sin embargo, el comer pequeñas porciones (como galletas de soda o una tostada) ayuda a parar las náuseas lo suficiente para poder ingerir alimentos nutritivos (frutas, vegetales, granos enteros) y las vitaminas prenatales. Aparte de que el no comer empeora las náuseas.

Deshidratación—cuando padecemos de vómitos perdemos electrolitos. Podemos reponerlos ingiriendo bebidas ricas en electrolitos, como el agua de coco. A muchas les ha funcionado hacer paletas congeladas con agua de coco y frutas. Otra buena bebida para ayudar a mantenernos hidratadas es la bebida de jengibre (*ginger ale*), ya que no solo nos hidrata, sino que también combate las náuseas.

Consumir alimentos inapropiados—cuando padecemos de náuseas y vómitos (y hambre!!!), tan pronto nos sentimos bien queremos rápido ingerir los "antojitos". Si consumimos alimentos no apropiados (grasas, alimentos que caen pesados, o alimentos demasiado condimentados) estos irritan el estómago, haciendo que la "mala barriga" retorne de forma vengativa.

No atender los síntomas severos—si se vomita más de tres veces al día por más de 24 horas, se debe visitar al médico de inmediato, ya que esto puede ser la forma más severa de "mala barriga" conocida como hiperémesis grávida; la cual puede causar malnutrición y deshidratación.

Orejitas para controlar los vómitos en el embarazo

Los síntomas de "mala barriga" (náuseas y vómitos) pueden ocurrir en cualquier parte del día; estos pueden ser provocados por olores, alimentos, fatiga, bajones de azúcar, entre otros. Entre las cosas que se sugiere que hagamos para aliviar los síntomas están:

❖ Comer pequeñas meriendas cada dos horas

❖ Evitar aquellos alimentos que te den nauseas

❖ Comer alimentos que alivien los síntomas de la "mala barriga" como el pan integral, cereales integrales, arroz, y alimentos ricos en proteínas como las habichuelas, las lentejas y las carnes magras (sin grasa)

❖ Comer galletas de soda, y reposar ½ hora luego de haberlas consumido

❖ Ingerir alimentos a temperatura ambiente (ya que tienen menos aroma)

❖ Evitar los alimentos condimentados, ácidos, grasos, y fritos, ya que estos se tardan demasiado en ser digeridos

❖ Ingerir frutas como el guineo, el kiwi, la sandía, manzana, o frutas frescas para aumentar la ingesta de fibras

❖ Ingerir vegetales como la zanahoria, el apio, y la coliflor, para evitar la deshidratación y el estreñimiento

❖ Mantenerse hidratada (8 tazas de agua al día)

❖ Evitar bebidas carbonatadas o cafeinadas

❖ Evitar ingerir líquidos inmediatamente o durante las comidas, para así evitar el reflujo y los gases

❖ Las bebidas frías ayudan a aliviar las náuseas y vómitos

❖ Las bebidas como el jengibre, limonada y el agua mineral ayudan con las náuseas y vómitos

❖ Se deben evitar situaciones que causen nauseas como viajar en el carro, fuertes olores o perfumes, o estímulos visuales

❖ Mantener el área donde se está ventilada

❖ Descanso

❖ No levantarse rápido de la cama

❖ Escupir la saliva en exceso

❖ Lavarse la boca varias veces al día y usar enjuagador bucal varias veces al día, para evitar las náuseas y los vómitos

Remedios naturales para aliviar la "mala barriga"

Existen diferentes remedios naturales que le han funcionado a muchas embarazadas para aliviar los síntomas de "mala barriga", entre ellos están:

La menta—esta puede utilizarse en bebidas, bombones, como en aromaterapia, para aliviar los síntomas de mala barriga. El succionar un bombón de menta antes de levantarse de la cama suele ser remedio santo para muchas embarazadas. Otras les ha funcionado llevar consigo los collares para los aceites esenciales.

Limón—Al igual que la menta, el limón se puede utilizar de diferentes maneras, desde bebidas, como aceite esencial, como hasta para la limpieza.

Jengibre—el jengibre, al igual que la menta y el limón, ayudan a aliviar las náuseas y vómitos. Se puede consumir en bebidas y en dulces.

Pulseras de acupresión—estas son pulseras que colocan presión en un punto especifico de la muñeca, que ayuda a aliviar las náuseas y los vómitos. Es una forma total mente natural y libre de medicamentos para aliviar los síntomas de "mala barriga". Y lo bueno es que son reusables.

Galletas de soda—se recomienda comerlas antes de salir de la cama, para ir preparando el estómago.

Bombones para la mala barriga (*Pregnancy Pops*)—estos son bombones que contienen ingredientes botánicos que ayudan a aliviar las náuseas y los vómitos. Son fáciles de llevar en la cartera, para aliviar las náuseas en cualquier parte donde uno se encuentre.

Vitaminas prenatales en forma de gomitas—el masticar las gomitas ayuda a aliviar los síntomas de mala barriga, y no provocan las náuseas que causan las vitaminas prenatales regulares.

Baños con sal de higuera (*Epsom Salts* o sales de magnesio)—el añadir sal de higuera a la bañera (par de tazas) y mantenerse sumergida al menos por 30 minutos, ayuda a que la piel (nuestro órgano más grande) absorba los nutrientes y minerales del agua, ayudando así a las náuseas y vómitos.

Caldo de res—este ayuda a que recibamos los minerales necesarios que ayudan a disminuir la "mala barriga".

Homeopatía—para las que le gustan los remedios homeopáticos, muchas han encontrado que los siguientes homeopáticos suelen ayudar (deben utilizarse únicamente bajo el consentimiento médico y bajo la supervisión de alguien con conocimiento en los remedios homeopáticos): *Cochicum; Cocculus indicus; Ipecacuanha* (se refiere al remedio homeopático, y no al producto para inducir el vómito); *Nux vómica; Pulsatilla; Sepia; Tabacum.*

Otros remedios recomendados—entre los remedios populares entre las embarazadas que han padecido de "mala barriga" están las tabletas de encimas de papaya, tabletas de alfalfa, la acupuntura, y la vitamina B6).

NOTA: Los remedios naturales a veces solo suelen funcionar por un tiempo. Si notas que ya no te está dando resultados, cambia a otro remedio.

Poses de yoga para la mala barriga

Existen varias poses de yoga donde muchas embarazadas juran que prácticamente de forma instantánea eliminó los síntomas de "mala barriga", como la pose de guerrero (Virasana); la pose de zapatero (Cobbler's pose); la pose Supta Baddha Konasana (acostada); y la pose Viparita Karani (con las piernas en la pared). Cada pose se puede practicar entre 8-10 minutos (para un total de 30 minutos) junto con las respiraciones de relajación (inhalas por la nariz y exhalas por la boca).

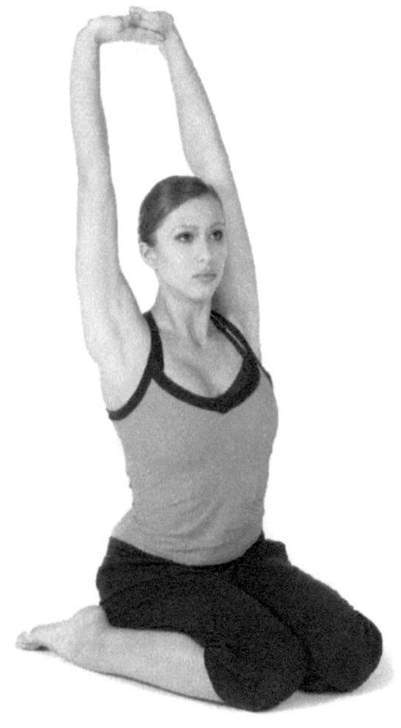

Virasana (pose guerrero)

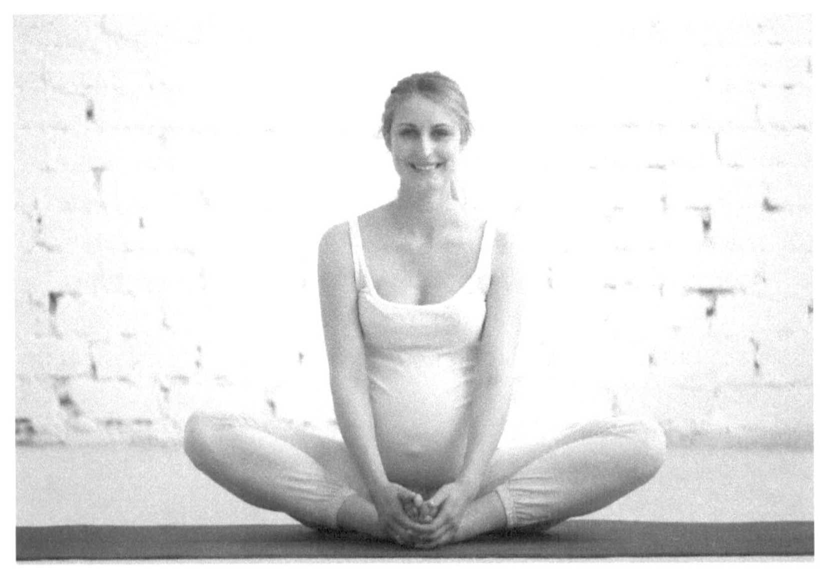

Pose de zapatero (Cobbler's pose)

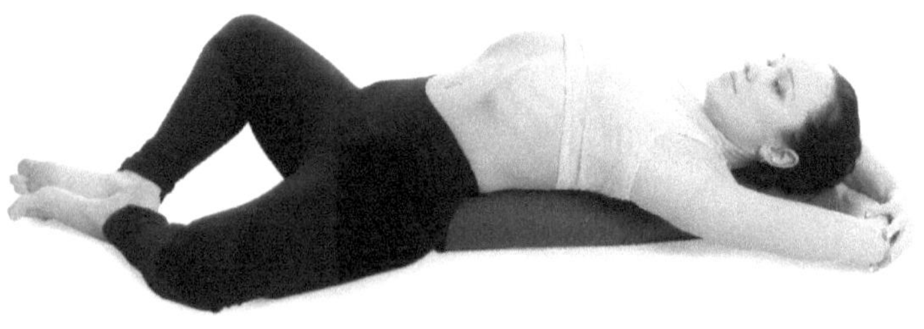

Pose Supta Baddha Konasana (acostada)

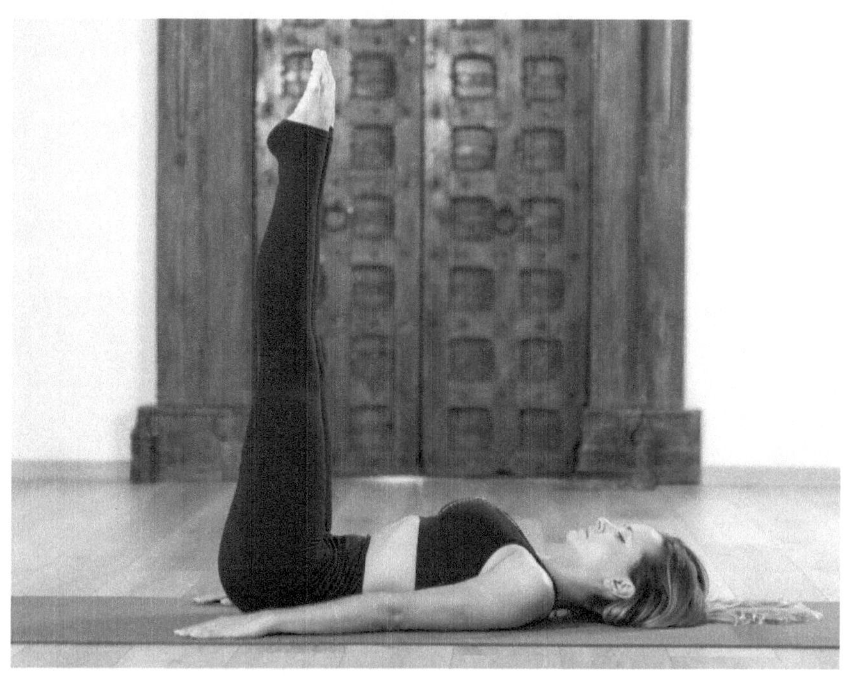

Pose Viparita Karani (ideal con las piernas apoyadas en la pared)

Descargo de responsabilidad: Todas las recomendaciones que aquí encontraras, aunque están avaladas por los protocolos de organizaciones profesionales, son guías generales que no pretenden sustituir el consejo médico. Debe discutirlas con su proveedor de salud y no deben utilizarse sin la debida supervisión de éste.

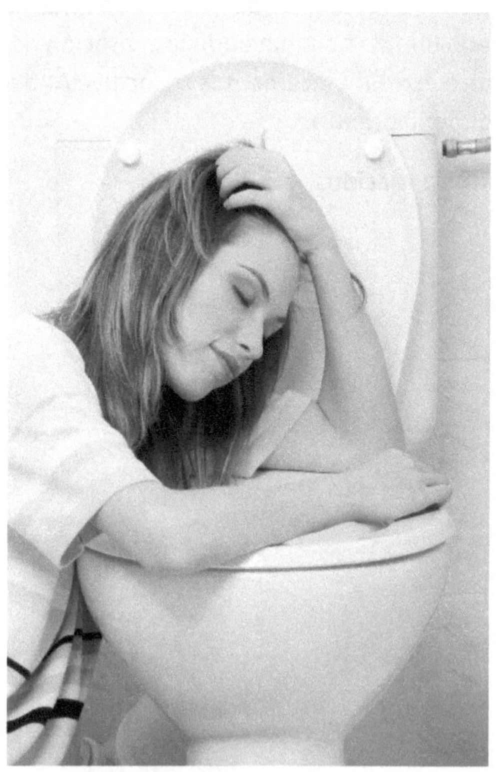

Vitamina B6 y doxilamina—el ingerir vitamina B6 (10 a 25 mg) cada 8 horas ayuda a reducir las náuseas y vómitos. La doxilamina ayuda a reducir también estas molestias. La combinación de vitamina B6 junto con doxilamina ayuda a reducir los vómitos un 70%.

Medicamentos antieméticos—estos son medicamentos que ayudan a tratar las náuseas cuando ningún otro remedio funciona. Entre los medicamentos (que son bajo prescripción y supervisión médica) comunes que se utilizan están la Clorpromazina, Proclorperazina, prometazina, metoclopramida, Valoid, Zofran, Motilium y prednisolona.

Medicamentos antiestamínicos—los antiestamínicos van dirigidos al sistema vestibular (parte del oído interno que controla el equilibrio), disminuyendo la sensación de náuseas y vómitos. Entre estos medicamentos se incluye Antivert, Benadryl y dimenhidrinato.

Medicamentos antiácidos

Descargo de responsabilidad: Todas las recomendaciones que aquí encontraras, aunque están avaladas por los protocolos de organizaciones profesionales, son guías generales que no pretenden sustituir el consejo médico. Debe discutirlas con su proveedor de salud y no deben utilizarse sin la debida supervisión de éste.

Sobreviviendo la "mala barriga" cuando tenemos que cocinar

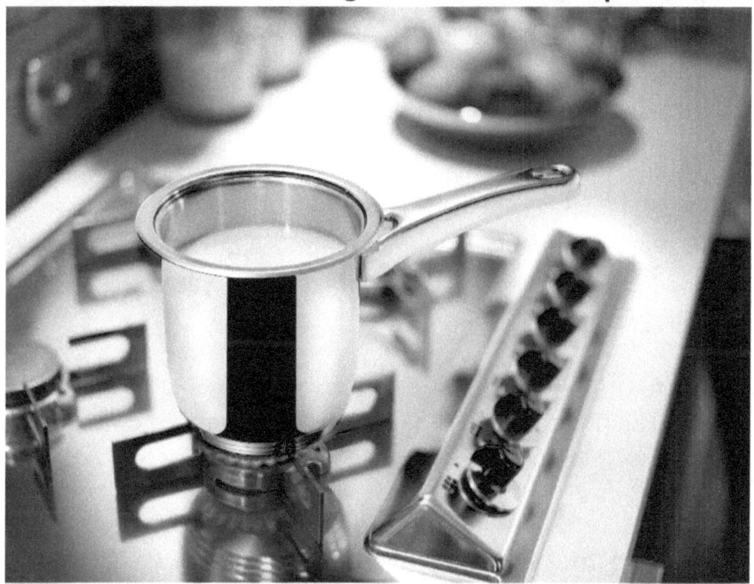

Mientras que lo "ideal" es permanecer acostada 24/7, y tener a la pareja y amigos trayéndote a la cama galletas de soda, tostadas, y bebidas de jengibre, a veces esta no es la realidad para todas, en especial, cuando tenemos otros hijos que atender y alimentar. Entre las orejitas para sobrevivir estas semanas están:

Preparar alimentos que no necesiten cocción—estos pueden ser sándwiches, frutas y vegetales cortados en tiras, etc.

Preparar la comida cuando los síntomas no son tan malos— mientras que la mala barriga puede dar o durar todo el día, todas sabemos que hay un momento en el día en que los síntomas no son tan malos. En estos momentos podemos aprovechar, y preparar la comida.

Cambios en la rutina y preparación de alimentos—a veces tenemos que hacer cambios, como comprar las frutas y vegetales ya pre-cortados; alimentos congelados; alimentos enlatados; frutas que se puedan comer tal y como vienen (guineos, manzanas, peras).

Prender una vela esencial mientras se cocina—muchas juran que el olor de las velas de pino (yo también quede anonada cuando lo escuche) es de gran ayuda, ya que ayuda a neutralizar los olores.

No cocinar con el estómago vacío—el comerse par de galletas de soda, un pedazo de queso (proteínas), o tomarse un vaso con agua bien fría (quizás con un poco de menta o de limón o de ambas!!!).

Las ollas eléctricas de cocción lenta—el tirar todo en una olla eléctrica de cocción lenta, y olvidarse de la cocina es de gran ayuda cuando se padece de mala barriga.

Servicio de entrega de comida—no me refiero a los alimentos de comida rápida (o comida chatarra), sino a que hay varios servicios, algunos hasta en línea, donde se pueden ordenar ya las comidas nutritivas ya preparadas.

REFERENCIAS

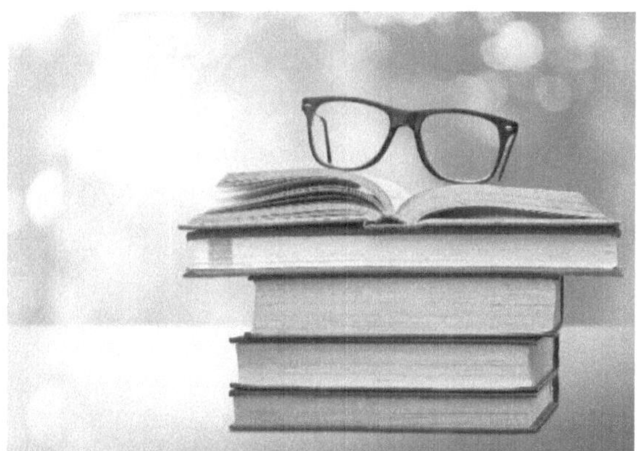

Interventions for treating nausea and vomiting in pregnancy: a network meta-analysis and trial sequential analysis of randomized clinical trials.
Sridharan K, Sivaramakrishnan G.
Expert Rev Clin Pharmacol. 2018 Nov;11(11):1143-1150.

Developing and validating a prognostic index predicting re-hospitalization of patients with Hyperemesis Gravidarum.
Morris ZH, Azab AN, Harlev S, Plakht Y.
Eur J Obstet Gynecol Reprod Biol. 2018 Jun;225:113-117.

Protein may explain morning sickness, and worse.
Dengler R.
Science. 2018 Mar 23;359(6382):1318

Morning sickness of pregnancy: more than meets the eye.
Arsad N, Chew KT, Abdul Ghani NA, Tan HJ, Wahab NA, Mohd Ismail NA.
Horm Mol Biol Clin Investig. 2016 Nov 15;30(3). pii: /j/hmbci.2017.30.issue-3/hmbci-2016-0041/hmbci-2016-0041.xml.

Morning sickness.
Dean E.
Nurs Stand. 2016 Aug 10;30(50):15.

An adaptive significance of morning sickness? Trivers-Willard and Hyperemesis Gravidarum.
Almond D, Edlund L, Joffe M, Palme M.
Econ Hum Biol. 2016 May;21:167-71.

Surviving morning sickness successfully: from patient's perception to rational management.
Maltepe C.
J Popul Ther Clin Pharmacol. 2014;21(3):e555-64. Epub 2014 Dec 11. Review.

Treating morning sickness in the United States--changes in prescribing are needed.
Koren G.
Am J Obstet Gynecol. 2014 Dec;211(6):602-6. doi: 10.1016/j.ajog.2014.08.017. Epub 2014 Aug 20.

Studying the antiemetic effect of vitamin B6 for morning sickness: pyridoxine and pyridoxal are prodrugs.
Matok I, Clark S, Caritis S, Miodovnik M, Umans JG, Hankins G, Mattison DR, Koren G.
J Clin Pharmacol. 2014 Dec;54(12):1429-33.